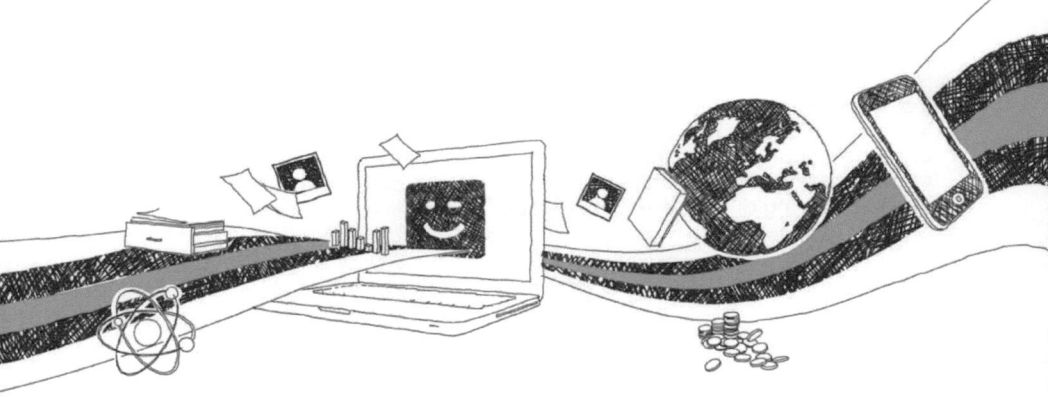
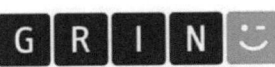

Bibliografische Information der Deutschen Nationalbibliothek:

Die Deutsche Bibliothek verzeichnet diese Publikation in der Deutschen National-
bibliografie; detaillierte bibliografische Daten sind im Internet über http://dnb.d-
nb.de/ abrufbar.

Impressum:

Copyright © 2007 GRIN Verlag
Druck und Bindung: Books on Demand GmbH, Norderstedt Germany
ISBN: 9783656203643

Frank Fischer

Demenz - Forschungsstand und Perspektiven

GRIN Verlag

Hamburger Fern-Hochschule

Studiengang Pflegemanagement

Studienzentrum Stuttgart

Studienfach Gesundheitswissenschaft

Zur Gesundheitssituation älterer Menschen.
Ergebnisse der Epidemiologie und der Gesundheitsberichterstattung

Demenz – Forschungsstand und Perspektiven

Frühjahrssemester 2007

von

Frank Fischer

Inhaltsverzeichnis

Abkürzungsverzeichnis

AFI	Alzheimer Forschung Initiative e.V.
BMG	Bundesministerium für Gesundheit
BMFSFJ	Bundesministerium für Familie, Senioren, Frauen und Jugend
ca.	circa
EUR	Euro
GBE	Gesundheitsberichterstattung
GPZ	Gerontopsychiatrische Zentren
HIV	Humanes Immundefizienz-Virus
PEG	Percutane endoskopische Gastrostomie
PfLEG	Pflegeleistungs-Ergänzungsgesetz
RKI	Robert Koch-Institut
s.	siehe
SET	Selbst-Erhaltungstherapie
SDAT	Senile Demenz vom Alzheimer-Typ
SGB	Sozialgesetzbuch
v.a.	vor allem
vgl.	vergleich
VKT	Verhaltenstherapeutisches Kompetenztraining
WG	Wohngemeinschaft
z.B.	zum Beispiel

1 Aufbau und Ziele der Arbeit

Nicht nur für den Einzeln spielt Gesundheit ein große Rolle, sondern Gesundheit ist auch für die Gesellschaft von immenser Bedeutung, da die sozialen Sicherungssysteme zu einem großen Teil für die Kosten durch entstehende Krankheiten aufkommen. Es ist daher im Interesse aller, wenn möglichst umfangreiche und wissenschaftlich gesicherte Informationen vorliegen, um die begrenzten personellen und finanziellen Ressourcen möglichst gezielt und effektiv einzusetzen. Diese Informationen und Daten zu liefern ist Aufgabe der Epidemiologie und der Gesundheitsberichterstattung (GBE).

Zu Beginn der Arbeit werden beide dargestellt, da sie von grundlegender Bedeutung für die Probleme und Fragestellungen sind, die sich bei der Beschäftigung mit der Gesundheitssituation älterer Menschen ergeben, die anschließend erörtert wird.

Mit zunehmendem Alter wird die Gesundheitssituation durch das Auftreten und die Manifestation von chronischen Erkrankungen und natürlichen Alterungs-prozessen bestimmt, die von großen interindividuellen Unterschieden geprägt sind und nicht immer Leiden und Pflegebedürftigkeit bedeuten (vgl. RKI 2002, 7).

Ab dem 65. Lebensjahr taucht aber mit der Demenz eine spezielle Erkrankung des höhern Alters auf, die für den Betroffenen, die Angehörigen und auch für die Gesellschaft von immer größerer Bedeutung werden wird.

Deshalb wird in dieser Arbeit, im Rahmen des Themenkomplexes „Gesundheits-situation älterer Menschen", der Schwerpunkt auf diese spezielle Erkrankung des Alters gelegt.

Durch die demographische Entwicklung ist mit einem starken Anstieg der Zahl der Demenzerkrankten zu rechnen. Schon heute geht man von 1,2 Millionen Erkrankten aus und Berechnungen für das Jahr 2050 kommen auf über zwei Millionen an Demenz erkrankten Menschen (vgl. Bickel 2001: 50).

Bedingt durch diese Entwicklung kam es in den letzten Jahren zu einer kaum mehr überschaubaren Flut an Veröffentlichungen, Studien und wissenschaftlichen Untersuchungen zum Themenbereich Demenz.

Diese Arbeit will dazu beitragen den **aktuellen Stand** der Epidemiologie, der GBE und der Forschung im Bereich der Krankheitsformen, der Therapie-möglichkeiten und der pflegerischen Versorgung von Demenzkranken aufzuzeigen. Denn nur durch gesicherte Informationen können Fragen beantwortet, Ängste abgebaut, politische Entscheidungen getroffen und Handlungsschritte eingeleitet werden.

Eine Zusammenfassung und die aktuellen Reformansätze in der sozialen Pflegeversicherung und deren Auswirkung auf die Versorgungssituation von Demenzerkrankten bilden den Abschluss der Arbeit.

2 Epidemiologie

Die sozialen Sicherungssysteme in Deutschland stehen vor großen Herausforderungen und Problemen die es zu lösen gilt, dies gilt ganz besonders für die Problematik der stetig zunehmenden Demenzerkrankungen in der älteren Bevölkerung. Um hier die richtigen Entscheidungen für die Zukunft treffen zu können benötigt man wissenschaftlich gesicherte Daten und Informationen, um die begrenzten finanziellen Ressourcen optimal einzusetzen. Das ist Aufgabe der Epidemiologie, die im Folgenden anhand von Definitionen, Aufgaben und Methoden vorgestellt wird.

2.1 Definitionen von Epidemiologie

Im Fremdwörterlexikon wird Epidemiologie als *„Lehre von den Epidemien"* bezeichnet wobei Epidemie als *„ansteckende, sich rasch und weit verbreitende, plötzlich auftretende und abflauende Massenerkrankung, Seuche"* definiert wird (Wahrig 1999, 262).

„Epidemiologie ist die Lehre von der Häufigkeit und Verteilung von Risikofaktoren, Erkrankungen und Befindlichkeitsstörungen in der Bevölkerung" (Kuhn, Wildner 2006: 12).

Diese sehr engen, auf überwiegend akute Erkrankungen und Risikofaktoren begrenzte Definitionen, werden zunehmend von erweiterten Definitionen ersetzt, die neben der quantitativen Erforschung der Verteilung und der Risikofaktoren von Krankheiten und Gesundheitszuständen auch auf die Prävention und Behandlung von Krankheiten bezug nimmt (vgl. Stark, Guggenmoos-Holzmann 1998: 285).

Die ursprüngliche Dominanz der Medizin wird dabei zunehmend von anderen Professionen verdrängt. Sozialwissenschaftler, Pädagogen, Ökonomen, Statistiker und andere setzen andere Schwerpunkte und entwickeln dadurch neue Blick-winkel auf die Epidemiologie. So lautet eine aktuelle Definition:

„Epidemiologie ist die Bearbeitung von Fragen aus dem Bereich der Medizin, der Gesundheitssystemforschung und der Gesundheitswissenschaften mit Methoden der empirischen Sozialforschung und der Statistik" (Brand et al. 2006: 257).

In dieser Definition klingen die Aufgaben der Epidemiologie bereits durch, die im folgenden genauer betrachtet werden.

2.2 Aufgaben der Epidemiologie

Nicht die optimale Behandlung des Individuums ist das Ziel der Epidemiologie, sondern die Unterstützung der Entwicklung und Steuerung des gesamten Gesundheitssystems, um der Gesamtbevölkerung eine möglichst effektive und effiziente Versorgung zu ermöglichen. Die Aufgabe epidemiologische Forschung ist daher:

- Risikofaktoren und Ursachen von Krankheiten zu identifizieren
- Gesundheitsförderliche (salutogene) Faktoren zu identifizieren
- Regionale Unterschiede in der Häufigkeit von Erkrankungen zu erklären
- Wirksamkeit und Effizienz von medikamentöser Therapie zu beurteilen
- Präventionsmaßnahmen und medizinische, rehabilitative und psychosoziale Interventionen auszuwerten (vgl. Stark, Guggenmoos-Holzmann 1998: 285).

Die in standardisierter Weise gemessenen und durch Anwendung statistischer Methoden quantitativ ausgewerteten Daten können dann als Grundlage für Entscheidungen und Maßnahmen der Gesundheitsversorgung der Bevölkerung herangezogen werden.

Trotz dieses allgemeinen Ansatzes der Epidemiologie können Ergebnisse und Er-kenntnisse der epidemiologischen Forschung auch dem einzelnen Individuum hel-fen zu erkennen „ *...welche Verhaltensweisen sein Risiko für bestimmte Erkran-kungen erhöhen oder verringern"* (Stark, Guggenmoos-Holzmann 1998: 285).

Daher ist es auch Aufgabe und ethische Selbstverpflichtung der Epidemiologie *„...der Öffentlichkeit ein verständliches Bild von der jeweiligen Problematik zu*

*vermitteln und die Plausibilität der empfohlenen politischen Handlungsalter-
nativen zu verdeutlichen"* (Brand et al. 2006: 296).

Geschieht dies nur unzureichend oder gar nicht, können durch epidemiologische
Forschungsergebnisse u.U. starke öffentliche und individuelle Reaktionen
hervorgerufen werden, die zu unnötigen Verunsicherungen und Ängsten in der
Bevölkerung führen (vgl. Stark, Guggenmoos-Holzmann 1998: 308).

2.3 Epidemiologische Maßzahlen Prävalenz und Inzidenz

Da in der Epidemiologie neben dem Messen und Beschreiben von Krankheits-
häufigkeiten immer auch der Vergleich, z.B. zwischen Regionen oder zwischen
Männern und Frauen, von Interesse ist, sollte die Krankheit eindeutig definiert sein
und auch die Größe der Bezugspopulation bekannt sein (vgl. Stark, Guggenmoos-
Holzmann 1998: 286). Erst dann ist es möglich durch
epidemiologische Maßzahlen genauere Angaben zu machen. Zwei Arten von
Maßzahlen sind dabei gebräuchlich, die kurz definiert werden:

Die **Prävalenz** ist ein Maß für die zu einer bestimmten Zeit in einer definierten
Population vorhandenen Krankheitsfälle.

Die **Inzidenz** misst die innerhalb eines bestimmten Zeitraums neu auftretenden
Krankheitsfälle in einer definierten Population, die zu Beginn des Beobachtungs-
zeitraums frei von der zu untersuchenden Krankheit waren (vgl. Stark, Guggenmoos-Holzmann 1998: 287).

2.4 Methoden der Epidemiologie

Je nach Fragestellung, Ziel der Arbeit, finanziellen und zeitlichen Ressourcen und
Möglichkeiten der Datenerhebung werden unterschiedliche Studienformen für
epidemiologische Untersuchungen verwendet, die im Rahmen dieser Arbeit nur in
aller Kürze dargestellt werden können. Dabei findet sich häufig eine Einteilung der
Studien in deskriptive- oder analytische Studien. Die analytischen Studien werden
noch in beobachtende- und intervenierende Studien unterteilt (vgl. Brand et al.
2006: 274).

2.4.1 Deskriptive Studien

Die deskriptiven Studien befassen sich mit der Beschreibung von Krankheiten aus Bevölkerungssicht. Häufigkeiten von Krankheiten, Beschreibung besonders betroffener Bevölkerungsgruppen und punktuelle Angaben zur Ätiologie stehen im Zentrum dieser Methode (vgl. Brand et al. 2006: 258).

Zu den deskriptiven Studien zählen die ökologischen- und Querschnittsstudien, die v.a. zur Formulierung von Hypothesen und für versorgungsepidemiologische Fragestellungen geeignet sind. Diese rein deskriptiven Studiendesigns können aber keine ursächlichen Zusammenhänge herstellen da „ ... *keine Aussagen über die zeitlichen Abfolge der beobachteten Phänomene getroffen werden können"* (Brand et al. 2006: 275).

2.4.2 Analytische Studien

Bei den **beobachtenden**, analytischen Studien werden zwei Gruppen gebildet um Ursache-Wirkungs-Beziehungen untersuchen zu können. Zu ihnen zählen die Kohorten-Studien (Längsschnittstudien) und Fall-Kontroll-Studien.

Bei ersteren wird prospektiv von der Exposition zum Outcome analysiert, bei der eine Gruppe exponiert ist, die andere nicht. Die Mitglieder der beiden Gruppen werden „...*über einen ausreichend langen Zeitraum, normalerweise über mehrere Jahre, wiederholt bezüglich der Einflussgrößen und der Zielkrankheit untersucht"* (Stark, Guggenmoos-Holzmann 1998: 305), um so das relative Risiko der Exponierten gegenüber den Nicht-Exponierten zu ermitteln.

Bei Fall-Kontroll-Studien wird dagegen retrospektiv nach Unterschieden in der vorausgegangenen Exposition gefragt. Die beobachteten Gruppen bestehen aus Fällen bzw. aus gesunden Kontrollen, die so ausgewählt werden, dass sie repräsentativ für die Bevölkerung sind aus der die Fälle stammen (vgl. (Brand et al. 2006: 276).

Zu den **intervenierenden** analytischen Studien, gehören die kontrollierten, klinischen Versuche, bei der die Studienteilnehmer gezielten Interventionen (meistens Medikamenten) ausgesetzt werden, nachdem sie durch randomisierte Verfahren der Interventions- oder Kontrollgruppe zugeordnet wurden. Ziel dieser Studien ist die Wirksamkeit der Intervention zu beurteilen (vgl. Stark, Guggenmoos-Holzmann 1998: 306).

3 Gesundheitsberichterstattung

Seit den 70er Jahren wird in der BRD am Aufbau der Gesundheitsbericht-
erstattung gearbeitet. Die Gutachten des Sachverständigenrates für die
Konzertierte Aktion der Jahre 1987 und 1992 haben zu einer spürbaren
Entwicklung beigetragen, dennoch verzögert sich der systematische Aufbau der
GBE durch eine nach wie vor bestehende unzureichende Datenlage (vgl. Bardehle,
Annuß 2006: 375).

3.1 Definitionen der Gesundheitsberichterstattung

„Unter Gesundheitsberichterstattung verstehen wir die systematische Darstellung
und Analyse des Gesundheitszustandes der Bevölkerung, der Gesundheits-
gefährdungen und der Gesundheitsversorgung" (Bardehle, Annuß 1998, 330).
Im Glossar der Internetseite des Robert Koch-Instituts (nachfolgend RKI) findet
sich folgende Definition (Auszug):
*„ Gesundheitsberichterstattung ist eine problembezogene und wertende Sammlung
von wesentlichen Gesundheitsproblemen und Gesundheitsrisiken einer räumlich
und zeitlich definierten Bevölkerung. Sie dient hauptsächlich der Information der
Öffentlichkeit und der Politik ... "* (RKI 2007).
Die Erweiterung in der Definition des RKI um den Aspekt der **Information**
spiegelt sich auch in den Aufgaben und Zielsetzungen der GBE wider.

3.2 Aufgaben und Zielsetzung der Gesundheitsberichterstattung

Wie in den o.g. Definitionen schon deutlich zum Ausdruck kommt, zielt die GBE
darauf ab, Daten über den Gesundheitszustand der Bevölkerung zu erheben, zu
dokumentieren und zu analysieren. Nur so kann beurteilt werden, ob bestimmte
gesundheitspolitische Ziele als positiv oder negativ einzustufen sind. Immer mit
dem Ziel **langfristig** Versorgungsdefizite oder bestehende Überversorgung
abzubauen (vgl. Bardehle, Annuß 1998: 329).
Neben dem Aufbau der GBE auf Landes-, Bundes- und Europaebene wird für die
Zukunft der GBE die entscheidende Frage sein, „ *... ob es gelingt, die Ergebnisse
der Gesundheitsberichterstattung im kommunalen Raum der Gesundheitspolitik*

und der Öffentlichkeit so nahezubringen [!], daß [!] aufgrund dieser Berichte konkrete Maßnahmen getroffen werden" (Brand, Schmacke 1998: 265).

3.3 Verhältnis von Epidemiologie und Gesundheitsberichterstattung

Epidemiologie und Gesundheitsberichterstattung hängen eng miteinander zusammen. Das zeigt sich an der Ansiedlung der GBE 1994 an die Abteilung Epidemiologie des RKI, das seit 1999 als verantwortliche Einrichtung für die GBE des Bundes in Form von Themenheften und Schwerpunktberichten zu allen Bereichen des Gesundheitswesens informiert (vgl. Bardehle, Annuß 2006: 388).

Auch wird seit 1996 in Public Health-Studiengängen GBE im Modul Epidemiologie und Statistik gelehrt (vgl. Bardehle, Annuß 2006: 376).

Die für die GBE benötigten Daten werden u.a. durch die Anwendung epidemiologischer Methoden (s. Kapitel 2.3) erhoben und bilden somit die Basis der GBE. Auf der anderen Seite entstehen durch die GBE wieder neue Fragestellungen und Problembereiche, die nur mit Hilfe der epidemiologischen Forschungsmethoden beantwortet werden können. Das zeigt sich ganz besonders auch bei den vielen Fragen und Themenkomplexen, die sich bei der Beschäftigung mit der Gesundheitssituation älterer Menschen auftun.

4 Zur Gesundheitssituation von älteren Menschen

Beschäftigt man sich mit der Gesundheitssituation älterer Menschen, begegnen einem widersprüchliche Aussagen und Prognosen.

So wird in der Wissenschaft kontrovers diskutiert, „... *ob die gestiegene Lebenserwartung mit einer Verlängerung von Leid und Pflegebedürftigkeit einhergeht oder ob sie in erster Linie einen Gewinn „guter" Jahre bedeutet"* (Wurm, Tesch-Römer 2007: 6).

Unbestritten ist die Tatsache, dass mit steigendem Alter gesundheitliche Probleme und Einschränkungen zunehmen, dies aber nicht gleichbedeutend mit Krankheit, Leiden und Pflegebedürftigkeit ist. So schätzten im Jahr 1998 im Rahmen des Bundesgesundheitssurveys[1] rund zwei Drittel der 60-79-jährigen Frauen und mehr als zwei Drittel der 60-79-jährigen Männer ihren Gesundheitszustand als gut, sehr gut oder ausgezeichnet ein (vgl. RKI 2002: 14).

Dies erklärt sich u.a. dadurch, dass bei älteren Menschen Gesundheit nicht allein die Frage der körperlichen und organischen Funktionalität umfasst, sondern auch „... *die selbständige, selbstverantwortliche und persönlich sinnerfüllte Lebensgestaltung als ein wesentliches Merkmal der Gesundheit im Alter anzusehen"* (RKI 2002: 13) einen zentralen Platz einnimmt.

Die großen interindividuellen Unterschiede in der körperlichen, seelisch-geistigen und psychischen Gesundheit, in der Selbständigkeit und im Wohlbefinden, die in der gerontologischen Forschung nachgewiesen wurden (vgl. RKI 2002: 7) und *„Die Tatsache, dass die Lebensphase Alter heutzutage für eine zunehmende Zahl von Personen mehrere Lebensjahrzehnte umfasst ..."* (Wurm, Tesch-Römer 2007, 2) unterstützen und bekräftigen Versuche eine weitere Differenzierung der Lebensphase Alter in ein „drittes" und „viertes" Lebensalter[2] vorzunehmen.

Das „**dritte**" Lebensalter wird dabei in der Regel am Übergang in den Ruhestand im Alter von 60 bis 65 Jahren angesetzt. Gesundheitliche Einschränkungen und Erkrankungen sind bereits verbreitet, „... *können jedoch oftmals noch gut kompensiert werden und führen nur bei einem kleinen Anteil von Personen zu Pflegebedürftigkeit"* (Wurm, Tesch-Römer 2007: 4).

Das „**vierte**" Lebensalter wird bei 80 bis 85 Jahren angesetzt und ist geprägt

---

[1] Gesundheitsuntersuchung und Befragung von repräsentativ ausgewählten Personen der Bevölkerung Deutschlands im Alter von 18 bis 80 Jahren

[2] Die klassische Einteilung der Lebensalter besteht aus Kindheit und Jugend, Erwachsenenalter und Alter

„... durch den exponentiellen Anstieg von dementiellen Erkrankungen sowie von Hilfe- und Pflegebedürftigkeit" (Wurm, Tesch-Römer 2007: 3).

Diese zweigeteilte Perspektive, mit guten Aussichten auf ein gutes und relativ gesundes Altern im dritten Lebensalter und den „... weiterhin bestehenden großen Risiken im vierten Lebensalter..." (Wurm, Tesch-Römer 2007: 4), titelte der Alternsforscher Paul Baltes als „Hoffnung mit Trauerflor" (Baltes 2006: 30).

Dabei sind es v.a. das „...Verschwinden der typisch menschlichen Merkmale wie freier Wille, intentionales Handeln, Identitätsgefühl und soziale Integrationsfähigkeit; ..." (Baltes 2006: 30) bei Demenzerkrankungen, die zum Verlust der Menschenwürde führen können und viele ethische Fragestellungen aufwerfen, die bis heute nicht geklärt sind (z.B. Anlage einer PEG-Sonde zur Ernährung).

Diese große Problematik der Demenzerkrankungen, ihre Folgen und aktuellen Möglichkeiten der Therapie und pflegerischen Versorgung im Alter wird jetzt im Folgenden genauer betrachtet und dargestellt.

5 Demenz – Einordnung des Krankheitsbildes

Mit zunehmendem Alter klagen Menschen häufig über Gedächtnisprobleme und Vergesslichkeit. Die Frage ob leichte kognitive Defizite als **Vorstadium** der Demenz zu interpretieren sind ist derzeit nicht zu beantworten, da noch keine einheitliche Definition leichter kognitiver Störungen erkennbar ist. Die Bedeutung dieser Frage wird durch folgende Untersuchungsergebnisse unterstrichen:

„Die Prävalenz der leichten kognitiven Beeinträchtigung liegt in der älteren Bevölkerung zwischen 16% und 34%. Bei 70% bis 100% der dementiellen Neuerkrankungen, die in einem Beobachtungszeitraum von 3 Jahren auftraten, lag bereits eine leichte kognitive Beeinträchtigung vor" (RKI 2002: 21).

Ein wichtiger Unterschied ist, „... dass bei der Demenz nicht nur das Erinnerungsvermögen verloren geht, sondern ganz normale alltägliche Tätigkeiten nicht mehr ausgeführt werden können" (AFI 2005: 6). Dazu gehören auch:

- Ständiges Wiederholen einer Frage
- Desorientierung hinsichtlich Zeit, Ort und Personen
- Vernachlässigung der persönlichen Sicherheit, Hygiene und Ernährung
- Unfähigkeit Anweisungen zu befolgen (vgl. AFI 2005: 6).

5.1 Epidemiologie der Demenzerkrankungen

5.1.1 Prävalenz der Demenz

Seit ca. 40 Jahren wurden weltweit Studien zur Bestimmung der Prävalenz demenzieller Erkrankungen durchgeführt. Dabei zeigte sich übereinstimmend eine Zunahme mit dem Alter bei Männern und Frauen von **1,5%** bei den 65 bis 69-Jährigen auf über **30%** bei den 90-Jährigen und Älteren (vgl. RKI 2005: 11). Für Deutschland bedeutet das, hochgerechnet auf das Ende des Jahres 2002, ca. **eine Million** Demenzkranker im Alter über 65 Jahren (s. Abbildung 1).

Abbildung 1
Schätzung der Prävalenz von Demenzkranken in Deutschland Ende des Jahres 2002
Schätzgrundlage: Prävalenzraten von Lobo et al. (2000)

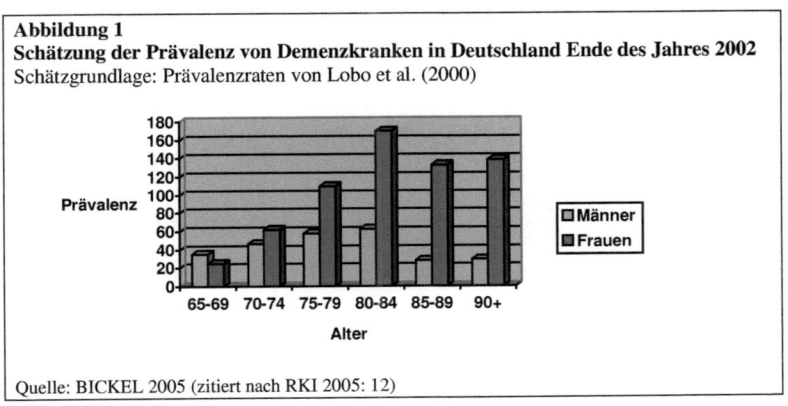

Quelle: BICKEL 2005 (zitiert nach RKI 2005: 12)

Aus der Abbildung geht auch hervor, dass die Prävalenz bei Frauen deutlich erhöht ist, außer bei den 65-69-Jährigen. Dies erklärt sich v.a. durch die längere Lebenserwartung der Frauen und dass Frauen mit einer Demenz länger zu überleben scheinen als demenzkranke Männer (vgl. RKI 2005: 13).

5.1.2 Inzidenz der Demenz

Aktuelle Meta-Analysen der Gesamtinzidenzraten dementieller Erkrankungen haben eine Schwankungsbreite von 1,4 bis 3,2 % für die über 65-Jährigen, wobei bei letzterem Wert auch sehr leichte Erkrankungsstadien berücksichtigt wurden (vgl. RKI 2005: 14).
Geht man von 1,4% aus, sind derzeit in Deutschland pro Jahr etwa 190.000 Neuerkrankungen an Altersdemenz zu erwarten (siehe Abbildung 2).

Aufgrund der Schwankungsbreite der Gesamtinzidenzraten ist jedoch mit weit mehr als 200.000 Neuerkrankungen pro Jahr zu rechnen.

Die höhere Lebenserwartung der Frauen trägt auch hier dazu bei, dass sie wesentlich häufiger (über 70% der Ersterkrankungen betrifft Frauen) als Männer erkranken (vgl. RKI 2005: 15).

Abbildung 2
Sachätzung der jährlichen Inzidenz in Deutschland
Schätzgrundlage: Inzidenzraten nach Fratiglioni et al. (2000) und Bevölkerung Ende des Jahres 2002

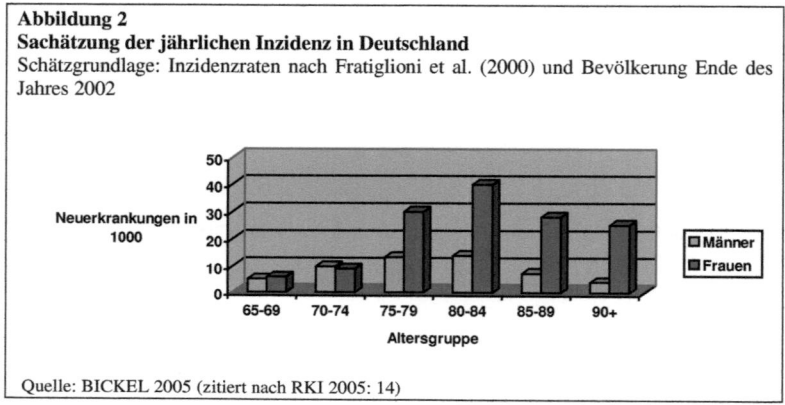

Quelle: BICKEL 2005 (zitiert nach RKI 2005: 14)

Wichtig an dieser Stelle ist zu beachten, dass der Oberbegriff Demenz für eine ganze Reihe von Krankheitsbildern mit unterschiedlicher Ursache steht, die nun genauer betrachtet werden sollen.

5.2 Krankheitsformen der Demenz

5.2.1 Einteilung der Demenzerkrankungen

Die neurologische Forschung und Wissenschaft kennt heute mehr als hundert Formen und Ursachen der Demenz (vgl. AFI 2005: 16). Schaut man in aktuelle Veröffentlichungen und Lehrbücher findet man meist sehr ähnliche Einteilungen. So teilt das Bundesministerium für Gesundheit (BMG) in primäre und sekundäre Demenzerkrankungen ein:

Primäre Demenz: Diese Form der Demenz **(ca. 90%)** ist gekennzeichnet durch den fortschreitenden Abbau von Nervenzellen, der auf verschiedene Ursachen zurückzuführen ist. Zur primären Demenz zählen die Alzheimer-Krankheit (70%) und die vaskuläre Demenz (20%).

Sekundäre Demenz: Hierbei handelt es sich um Folge-Demenzen **(ca. 10%)**, die zumeist infolge anderer Ursachen, z.B. infektiöser Erkrankungen (HIV, Creutzfeldt-Jakob), Sauerstoffmangel (Anämie), Alkoholabhängigkeit und Flüssigkeitsmangel entstehen (vgl. BMG 2006: 8 und Caritas 2003: 15).

Je nach Einteilungssystematik und Quelle beträgt die Alzheimer-Erkrankung zwischen 50% und 70% der Demenzerkrankungen und „...*gilt in den Industrienationen derzeit als vierthäufigste Todesursache nach Herzerkrankungen, bösartigen Tumoren und zerebrovaskulären Erkrankungen"* (Erhardt 1999: o.S., zitiert nach Caritas 2003: 16) und wird deshalb im Folgenden, exemplarisch für die vielen Formen der Demenzerkrankungen, ausführlicher dargestellt.

5.2.2 Alzheimer-Erkrankung

Was die Alzheimer-Krankheit auslöst ist noch weitgehend unbekannt. Die seltene Form der Alzheimer-Krankheit, die vor dem 65. Lebensjahr auftritt, ist mit großer Wahrscheinlichkeit genetisch bedingt, bildet jedoch nur einen Anteil von 5 bis 10% aller Erkrankten (vgl. AFI 2005: 43).

Bei der ab dem ca. 65. Lebensjahr auftretenden Form der Alzheimer-Erkrankung (Senile Demenz vom Alzheimer-Typ, kurz SDAT), gehen die Wissenschaftler davon aus, dass es durch intrazelluläre Ablagerungen von amyloider Plaques und Fibrillen zum Niedergang der Neurone (Nervenzellen) im Gehirn kommt, in dessen Folge die Symptome der Alzheimer-Krankheit auftreten.

Des Weiteren werden wichtige Neurotransmitter ,unter anderem Acetylcholin, nicht mehr in ausreichenden Mengen produziert, was zu einer allgemeinen Leistungsschwächung des Gehirns führt.

Die Krankheit verläuft bei jedem Patienten unterschiedlich. In der Regel verläuft sie kontinuierlich in drei Stadien ab, von denen jede eine ernsthafte Verschlechterung der mentalen und physischen Situation des Patienten bedeutet.

„Die Geschwindigkeit, mit der sich die Alzheimer-Krankheit entwickelt, ist ebenfalls von Fall zu Fall verschieden. Es kann zwei Jahre dauern, 15 Jahre oder (in Ausnahmefällen) auch 20 Jahre. Durchschnittlich dauert die Krankheit sieben Jahre" (AFI 2005, 6).

5.3 Therapiemöglichkeiten bei Demenz

In den letzten Jahren hat das Wissen der Therapiemöglichkeiten bei demenziellen Erkrankungen stark zugenommen. Dennoch ist ein Durchbruch, den fortschreitenden degenerativen Prozess aufzuhalten oder gar zu stoppen bis heute nicht gelungen. Allenfalls ein verzögern im Verlauf der Erkrankungen ist durch die neu entwickelten Arzneimittel und nicht medikamentösen Behandlungsformen der psychologischen, ökologischen, sozialen und pflegerischen Interventionen möglich (vgl. RKI 2005, 17).

5.3.1 Medikamentöse Therapie

Obwohl etliche Arzneimittel gegen nachlassende Gedächtnisleistung auf dem Markt sind, ist die Zahl der sinnvollen Mittel begrenzt. Der wichtigste Grund dafür ist die fehlende **nachgewiesene** Wirksamkeit, zum anderen kann das Auftreten von Nebenwirkungen die Lebensqualität der Patienten unter Umständen stark beeinträchtigen.

Im frühen und mittleren Stadium der Alzheimer-Demenz werden v.a. Cholinesterasehemmer eingesetzt. Das Enzym Cholinesterase, welches den Botenstoff Acetylcholin abbaut, wird gehemmt und dadurch steigt die Menge des bei Alzheimer-Demenz verminderten Acetylcholin im Gehirn an. Man spricht auch vom **cholinergen Therapieansatz**. Eine symptomatische Besserung kognitiver Einbußen, bei meist tolerablen Nebenwirkungen ist dadurch möglich. Auch nichtkognitive Störungen wie Depressivität, Wahnsymptome und psychomotorische Unruhe lassen sich mit diesen Medikamenten günstig beeinflussen (vgl. RKI 2005: 17 und evidence.de 2007).

Bei den **nicht-cholinergen Therapieansätzen** spielt Memantine eine wichtige Rolle. Dieser Wirkstoff beeinflusst das Glutamat-System, das beim Entstehen von „Gedächtnis" ein wichtige Rolle spielt. Memantine haben wenige Nebenwirkungen und zeigen auch bei schweren und vaskulären Demenzen positive Effekte (vgl. RKI 2005: 17). Vor allem bei den vaskulären Demenzen werden blutgerinnungshemmende Wirkstoffe eingesetzt, um kleine Schlaganfälle zu verhindern die als Auslöser dieser Form der Demenz gelten (**Ansatz der Sekundärprohylaxe**). Noch wichtiger ist aber die Bekämpfung von gefäßschädigenden Risikofaktoren wie Rauchen, Bluthochdruck, Diabestes und

Bewegungsmangel (vgl. evidence.de 2007).

Daneben gibt es noch die Gruppe der **Nootropika** die im höheren kortikalen Bereich wirken und dadurch zu einer Steigerung der Hirnleistung und zu einer besseren Durchblutung führen sollen. Die bekanntesten Wirkstoffe sind Ginko und Nimodipin, wobei bei beiden die Wirksamkeit in der Wissenschaft stark umstritten sind (vgl. evidence.de 2007).

5.3.2 Psychologische und pflegerische Intervention

Neben der medikamentösen Therapie gibt es zahlreiche psychologische und pflegerische Interventionsmöglichkeiten, die versuchen bestehende Fähigkeiten zu erhalten oder sogar auszubauen und sich dadurch positiv auf die Krankheits-bewältigung und die Lebensqualität der betroffenen Demenzpatienten auswirken können. Die wichtigsten psychologischen Interventionsmöglichkeiten sind:

- Validation
- Selbst-Erhaltungstherapie (SET)
- Biografieorientierte Erinnerungstherapie
- Verhaltenstherapeutisches Kompetenztraining (VKT)
- Musik-, Tanz- und Maltherapie (vgl. RKI 2005: 18).

Diese psychologischen Interventionen überschneiden sich zum Teil sehr stark mit den pflegerischen Interventionen. So gilt z.B. das Verfahren der Validation, bei dem mit unterschiedlichen Kommunikationsmitteln versucht wird, desorientierten alten Menschen mit Wertschätzung, Verständnis und Akzeptanz zu begegnen, als **die** Interaktionsform zwischen professionell Pflegenden und Demenzkranken (vgl. RKI 2005: 18).   Neben der **Validation** werden in den vor kurzem veröffentlichten „Rahmen-empfehlungen zum Umgang mit herausforderndem Verhalten bei Menschen mit Demenz in der stationären Altenhilfe" des Bundesministerium für Gesundheit (BMG) sechs weitere Empfehlungen veröffentlicht, die dem aktuellen Stand der wissenschaftlichen Forschung für eine professionelle Pflege von Menschen mit einer Demenz entsprechen, dazu gehören:

- Eine verstehende Diagnostik
- Einsatz von Assessmentinstrumenten
- Erinnerungspflege
- Berührung, Basale Stimulation, Snoezelen
- Bewegungsförderung
- Pflegerisches Handeln in akuten psychiatrischen Krisen

Ziel der Empfehlungen für die **stationäre Pflege** ist die Stabilisierung der Ich-Identität durch eine anerkennende Beziehungsgestaltung zu jedem einzelnen Demenzkranken innerhalb der sozialen Gruppe. Dies gelingt durch Orientierung an den besonderen psychischen Bedürfnissen der Demenzkranken nach Trost, Identität, Beschäftigung, Einbeziehung und Bindung (vgl. BMG 2007: 29).

Diese für die Praxis als sehr hilfreich geltenden psychologischen und pflegerischen Maßnahmen sind aber in den meisten Fällen nicht ausreichend empirisch belegt, zumindest nicht in denen, die hohen methodologischen Anforderungen genügen (vgl. BMG 2007: 134).

5.4 Pflegerische Versorgung von Menschen mit einer Demenzerkrankung

5.4.1 Familiäre und ambulante Versorgung

Nach wie vor wird der größte Teil der Demenzerkrankten von und in der Familie versorgt und betreut. So spricht WEYERER von 60% der Demenzkranken die in Privathaushalten betreut werden (vgl. Weyerer 2005: 25) und GROND von **72%** der Demenzkranken die ausschließlich von Angehörigen gepflegt werden und nur **6%** wo Angehörige noch die Hilfe von ambulanten Pflegediensten in Anspruch nahmen (vgl. Grond 1998 o.S., zitiert nach Caritas 2003: 19).

Differenziert nach Schweregrad werden bei leichter Demenz 81%, bei mittelschwerer Demenz 61% und bei schwerer Demenz 29% der Betroffenen zu Hause versorgt (Kern, Beske 1996: o.S., zitiert nach Caritas 2003: 19).

Den großen Belastungen denen die pflegenden Angehörigen dabei ausgesetzt sind werden zunehmend erkannt und untersucht (vgl. Caritas 2003: 7), würden aber den Rahmen dieser Arbeit sprengen.

Noch gibt es auch keine gesicherten Daten ob die Einführung der Pflegever-
sicherung am 1.4.1995 mit dem Grundsatz „ambulant vor stationär" und des
Pflegeleistungs-Ergänzungsgesetzes (PfLEG) ab 1.1.2002 für Sachleistungs-
angebote zur Entlastung pflegender Angehöriger, Auswirkungen auf die
Nutzerstruktur und das Leistungsspektrum der ambulanten Pflegedienste bei der
Versorgung von Demenzkranken hatte (vgl. RKI 2005: 20).

Einig sind sich alle Experten, dass selbst bei wohlwollender Anwendung der
Begutachtungsrichtlinien die Pflegezeit nach § 14 Abs. 4 SGB XI (Soziale
Pflegeversicherung) nicht ausreicht, Menschen mit einer Demenz in Würde zu
pflegen, da Zeiten der Beaufsichtigung und Betreuung nach wie vor keine
„Verrichtung" im Sinne des SGB XI sind und deshalb nicht berücksichtigt werden
(vgl. Haux 2006: 141). Zu aktuellen Reformvorhaben der Pflegeversicherung siehe
Kapitel 6.

5.4.2 Teilstationäre Pflege

Als Bindeglied zwischen der ambulanten und stationären Versorgung bilden
Einrichtungen der Tagespflege einen wichtigen Baustein. Ziel ist die Entlastung
pflegender Angehöriger, Stabilisierung der körperlichen und kognitiven
Fähigkeiten von älteren Menschen und dadurch eine Verhinderung der stationären
Langzeitpflege. Seit Eröffnung der ersten Einrichtung 1973 gab es eine starke
Zunahme der Einrichtungen mit inzwischen fast 18 000 Plätzen, was aber nur
einem Anteil von 2,5% aller stationären Pflegeheimplätze entspricht (vgl.
Statistisches Bundesamt 2005: 18) und im Rahmen der Ausgaben der Pflege-
versicherung 2004 sogar nur 0,5% in Anspruch nahm (vgl. BMG 2006a: 38).

Begründet wird diese untergeordnete Rolle der Tagespflege durch eine fehlende
Finanzierung nach dem SGB XI. Ambulante Pflege und Tagespflege müssen sich
gemeinsam ein Budget teilen, wobei die Tagespflegen nachrangig finanziert
werden (vgl. Raabe 2005, 39).

Ein besonderes Angebot für Demenzkranke halten nur wenige Tagespflegeeinrichtungen bereit. Wegen der Weglaufgefährdung können Demenzerkrankungen sogar **Ausschlussgrund** für eine Aufnahme sein (vgl. RKI 2005: 21)!   So
fordert das Bundesministerium für Familie, Senioren, Frauen und Jugend im 4.
Altenbericht von 2002:

„ Der Aufbau Gerontopsychiatrischer Zentren (GPZ) bzw. gerontopsychiatrischer Versorgungsverbünde muss weiter gefördert werden. Den Besonderheiten ländlicher Regionen ist Rechnung zu tragen. Tagespflegeeinrichtungen dürfen Demenzkranke nicht ausschließen" (BMFSFJ 2002: 364).

5.4.3 Stationäre Pflege

Für die Betreuung und Versorgung von Demenzkranken spielt auch die stationäre Pflege eine wichtige Rolle, da **22%** der Demenzkranken in Alten- und Pflegeheimen versorgt werden (vgl. Grond 1998, zitiert nach Caritas 2003: 19 und Kapitel 5.4.1) und 80% aller Demenzkranken im Laufe ihrer Erkrankung in eine stationäre Einrichtung übersiedeln müssen (vgl. RKI 2005: 25).

Aktuelle Untersuchungen zeigen, dass inzwischen mehr als 50% der Heimbewohner mittelschwere bis schwere Demenzerkrankungen aufweisen. So stieg bei einer repräsentativen Studie in Mannheimer Alten- und Pflegeheimen die Prävalenzrate für mittelschwere bis schwere Demenzerkrankungen von 1995 bis 2003 von 53,8% auf 63,8% (vgl. RKI 2005: 22).

Bedingt durch diesen Anstieg der Demenzkranken in den stationären Einrichtungen und neuere Erkenntnisse in der pflegerischen Therapie (s. Kapitel 5.3.2) werden seit einigen Jahren neue Betreuungs- und Versorgungsansätze in der stationären Pflege entwickelt, um die Lebensqualität der Betroffenen, der Mitbewohnerinnen und Mitbewohner und der Pflegepersonen zu verbessern.

Beispielhaft sei das Hamburger Modell aufgeführt. Hier werden Demenzkranke nach dem Domusprinzip (segregativ) oder nach dem Integrationsprinzip (teilsegregativ) betreut:

*„Das **Domusprinzip** besteht in einer spezialisierten, segregativen „Rund-um-die-Uhr" - Betreuung der Demenzkranken. Sie leben zusammen in einem demenz-gerecht gestalteten Wohnbereich (Special Care Unit).*
*Das **Integrationsprinzip** (teilsegregative Betreuung) bedeutet, dass Demenzkranke zwar grundsätzlich mit <u>nicht dementen</u> Bewohnern und Bewohnerinnen in einem Wohnbereich zusammen leben, tagsüber aber für eine bestimmte Zeitspanne in einer speziellen Gruppe nur für Demenzkranke betreut werden"* (Weyerer, Schäufele 2006: 15; Herv. d. Verf.).

Die Evaluation nach zwei Jahren ergab unterschiedliche Vor- und Nachteile zwischen dem Domus- und Integrationsprinzip aber **deutliche Vorteile** gegenüber den traditionell integrativ versorgten Demenzkranken (normales Pflegeheim):

„Dies zeigte sich in einem häufigeren Ausdruck von positiven Gefühlen, mehr kompetenzfördernden Aktivitäten, einer stärkeren Einbindung von Angehörigen und Ehrenamtlichen, mehr Sozialkontakten zum Personal, weniger freiheitsentziehenden Maßnahmen und einer besseren gerontopsychiatrischen Versorgung" (Weyerer, Schäufele 2006: 17).

Neben diesen noch sehr an die traditionelle Form der stationären Pflege angesiedelten Formen, gibt es zunehmend Initiativen Hausgemeinschaften, Alten-WG´s, ambulant betreute Wohngruppen oder quartierbezogene Wohnkonzepte zu entwickeln. Je nach Träger und Zielgruppe in segregativer und teilsegregativer Form und auch die Grenzen zwischen „stationär" und „ambulant" sind nicht mehr eindeutig zu ziehen. Allerdings spielen diese neue Formen zahlenmäßig noch keine große Rolle und haben eher Modellcharakter, da noch viele rechtliche Fragen und Fragen der Finanzierung ungeklärt sind.

Bekannt ist das „Freiburger-Modell" bei dem ein regionales Wohngruppennetzwerk erprobt und wissenschaftlich begleitet wird. Noch gibt es keine abschließenden Ergebnisse (vgl. Klie 2006: 27ff).

6 Zusammenfassung und Ausblick

Durch die gesicherte Zunahme der älteren und hochbetagten Menschen wird auch die Zahl der Demenzkranken weiter zunehmen, da in der medikamentösen Therapie der Demenz nach wie vor kein entscheidender Durchbruch zu erkennen ist, was die **Heilung** von Demenzerkrankung betrifft. Bis heute gelingt allenfalls eine Verlaufsverzögerung von sechs bis zwölf Monaten.

Aktuelle Studien beschäftigen sich mit der **Kombination** von Antidementiva mit unterschiedlichen pharmakologischen Angriffspunkten, um dadurch die Aufmerksamkeits- und Gedächtnisleistung von Betroffenen zu verbessern. Noch liegen aber keine Ergebnisse vor.

Auch im Bereich der pflegerischen Therapie, Versorgung und Betreuung gibt es viele neue Wege und mutmachende Ansätze, aber **wenige** wissenschaftlich gesicherte Ergebnisse! Hier darf man gespannt sein, was die Pflegeforschung in den nächsten Jahren für neue Erkenntnisse gewinnt.

In der Gesellschaft und in der Politik wird die Problematik der Demenz zunehmend erkannt und auch die Notwendigkeit, dringend mehr Geld für Forschungsvorhaben und wissenschaftliche Studien bereitzustellen.

Hier sind die Epidemiologie und auch die Gesundheitsberichterstattung gefordert, fundierte Daten zu liefern, die alle Versorgungsbereiche (vom Angehörigen bis zum Facharzt im Krankenhaus) berücksichtigen. Nur so können gezielte und bedarfsgerechte Angebote für Demenzkranke und deren Angehörige entwickelt werden.

Auch die kontinuierliche Weiterbildung und Qualifizierung der Leitungen und Führungskräfte in stationären Pflegeeinrichtungen ist dringend einzufordern.

Nur wenn auf Führungsebene Sach- und Fachkenntnis vorhanden ist, wird es gelingen, die neuen Erkenntnisse in der pflegerischen Versorgung von Demenzkranken kontinuierlich einzuführen und umzusetzen. Dies setzt auch die Bereitschaft der Pflegekräfte voraus, sich kontinuierlich Weiterzuqualifizieren, sich von gewohnten Abläufen und pflegerischen Versorgungsstrategien zu verabschieden und sich für neue Behandlungs-, Pflege- und Betreuungskonzepte zu öffnen.

Zu wünschen wäre, aus meiner Sicht, dass die Modellprojekte für alternative Wohnformen weiter unterstützt werden und sie sich zu einer weiteren Säule in der pflegerischen Versorgung von Demenzkranken entwickeln könnten.

Ein erster Schritt in diese Richtung und zur allgemeinen Verbesserung der Situation von Demenzkranken sind auch die Eckpunkte der Pflegereform, die am 19. Juni 2007 im Koalitionsausschuss der Bundesregierung festgelegt wurden, mit dem Ziel:

- die ambulante Versorgung zu stärken
- betreute Wohnformen und Wohngemeinschaften zu fördern
- das Pflegegeld in allen 3 Stufen zu erhöhen
- zur Entlastung von Angehörigen den zusätzlichen Leistungsbetrag von 460 EUR auf bis zu 2.400 EUR zu erhöhen und damit einhergehend
- den Anspruch auf Tagespflege auszubauen.

Positiv zu würdigen ist, dass die Problematik der Versorgung von Demenz-erkrankten erkannt wurde und dass speziell für Menschen mit dieser Erkrankung und deren Angehörigen versucht wird, eine bessere Versorgungssituation herzu-stellen.

Es bleibt abzuwarten, ob diese Schritte langfristig ausreichen. Anzunehmen ist vielmehr, dass die demographische Entwicklung und der Anstieg der Demenz-kranken für die Gesellschaft eine der größten Herausforderungen des 21. Jahr-hunderts werden wird und es noch großer Anstrengungen bedarf um Menschen mit einer Demenzerkrankung ein Leben in Würde zu ermöglichen.

„Jeder Mensch auf dieser Welt ist auf der Suche nach jemandem,
der ihm das Ja des Seins zuspricht."
(Martin Buber)

Literaturverzeichnis

AFI – Alzheimer Forschung Initiative e.V. (2005): Die Alzheimer-Krankheit und andere Demenzen. 1. Aufl., Düsseldorf: o.Verlag.

Baltes, P. (2006): Hoffnung mit Trauerflor. Lebenslänge contra Lebensqualität – von der Menschwürde im hohen Alter. In: NZZ Online. Online in Internet: „URL:http://www.nzz.ch/2006/11/04/zf/articleechiw_1.73267.html[Stand 27.7.2007]“.

Bardehle, D.; Annuß, R. (2006): Gesundheitsberichterstattung. In: Hurrelmann et al. (Hrsg.): Handbuch Gesundheitswissenschaften. 4., vollst. überarb. Aufl. 2006, Weinheim und München: Juventa: 375 - 416.

Bickel, H. (2001): Epidemiologie von Demenzen und Pflegebedürftigkeit. In: Bickel, H. (Hrsg.): Tagungsreihe der Deutschen Alzheimergesellschaft e.V. Band 3 – Demenz und Pflegebedürftigkeit. Berlin: Eigenverlag: 33-52.

Bickel, H. (2005): Epidemiologie und Gesundheitsökonomie. In: Wallesch,   C.W. ; Förstl, H. (Hrsg.): Demenzen. Referenzreihe Neurologie, Stuttgart: Thieme: 1- 15.

BMFSFJ – Bundesministerium für Familie, Senioren, Frauen und Jugend (Hrsg.) (2002): Vierter Bericht zur Lage der älteren Generation in der Bundesrepublik Deutschland: Risiken, Lebensqualität und Versorgung Hochaltriger – unter besonderer Berücksichtigung demenzieller Erkrankungen. Berlin: Eigenverlag.

BMG – Bundesministerium für Gesundheit (Hrsg.) (2006): Wenn das Gedächtnis nachlässt. Online in Internet: „URL:http://pdf.bmgs.comspace.de/bmgs/temp/en2fPflege2fg2d5042ctemp lateId3draw2cproperty3dpublicationFile2epdf2fg2d5042epdf/index/ start.htm[Stand 27.7.2007]“.

BMG   – Bundesministerium für Gesundheit (Hrsg.) (2006a): Die soziale Pflegeversicherung der Bundesrepublik Deutschland in den Jahren 2003 und 2004 – Statistischer und finanzieller Bericht. Online in Internet: „URL:http://www.bmg.bund.de/cln_040/nn_601068/SharedDocs/Downloa d/DE/Themenschwerpunkte/Pflegeversicherung/Informationen/Soziale-Pflegeversicherung-pdf,templateId=raw,property=publicationFile.pdf/ Soziale-Pflegeversicherung-pdf.pdf [Stand 27.7.2007]“.

BMG – Bundesministerium für Gesundheit (Hrsg.) (2007): Rahmenempfehlungen zum Umgang mit herausforderndem Verhalten bei Menschen mit Demenz in der stationären Altenhilfe. Online in Internet: „URL:http://www.bmg.bund.de/cln_040/nn_603380/SharedDocs/Publikatio nen/   Forschungsberichte/f007,templateId=raw,property=publicationFile. pdf/f007.pdf [Stand 27.7.2007]“.

Brand, A. et al. (2006) : Epidemiologische Verfahren in den Gesundheitswissenschaften. In: Hurrelmann et al. (Hrsg.): Handbuch Gesundheitswissenschaften. 4., vollst. überarb. Aufl. 2006, Weinheim und München: Juventa:
255 - 300.

Brand, H.; Schmacke, N. (1998): Der öffentliche Gesundheitsdienst. In: Schwartz,
F.W. et al. (Hrsg.): Das Public Health Buch. Gesundheit und
Gesundheitswesen. München et al.: Urban&Schwarzenberg: 259 - 268.

Caritas – Diözesan-Caritasverband Köln e.V. (Hrsg.) (2003): Zur Lebenslage
pflegender Angehöriger psychisch kranker alter Menschen – Eine
empirische Untersuchung. Münster: Lit-Verlag.

Ehrhardt, T. (1999): Verhaltenstherapie bei Morbus Alzheimer. Göttingen:
Hofgrefe.

evidence.de (2007): Patientenleitlinien. Online in Internet: „URL:http://
www.patientenleitlinien.de/Demenz/demenz.html [Stand 27.07.2007]".

Fratiglioni, L. et al (2000): Incidence of dementia and major subtypes in Europe: A
collaborative study of population-based cohorts. In: Neurology 54:   10-
15.

Grond, E. (1998): Pflege Demenzkranker. Hagen: Brigitte Kunz

Haux, E. (2006): Erfolg und Probleme bei der Gutachtertätigkeit: Begutachtung
von Menschen mit Demenz. In: Pflege&Gesellschaft – Zeitschrift für
Pflegewissenschaft, 11/2: 141 – 150.

Kern, A.O.; Beske, F. (1996): Volkswirtschaftliche Kosten der Pflegever-sicherung
von Patienten mit Hirnleistungsstörungen im Alter. Würzburg: Triltsch.

Klie, T. (2006): Netzwerk Wohngruppen für Menschen mit Demenz – Freiburger
Modell.   In: Bundesministerium für Familie, Senioren, Frauen und Jugend
(Hrsg.): Aktuelle Forschung und Projekte zum Thema Demenz. Berlin:
Eigenverlag: 27 - 29.

Kuhn, J.; Wildner, M. (2006): Gesundheitsdaten verstehen. 1. Auflage, Bern:
Huber.

Lobo, A. et al (2000): Incidence of dementia and major subtypes in Europe: A
collaborative study of population-based cohorts. In: Neurology 54: 4 - 5.

Raabe, H. (2005): Tagespflege - Probleme und Chancen der teilstationären
Versorgung. In: Pro Alter o. Jg./2: 38 – 43.

RKI – Robert Koch-Institut (Hrsg.) (2002): Heft 10 Gesundheit im Alter.
Gesundheits-berichterstattung des Bundes. Nachdruck 2007, Berlin,
Robert Koch-Institut, Statist-isches Bundesamt.

RKI – Robert Koch-Institut (Hrsg.) (2005): Altersdemenz. Heft 28 Gesundheitsbericht-erstattung des Bundes. Nachdruck 2007, Berlin, Robert Koch-Institut, Statistisches Bundesamt.

RKI – Robert Koch-Institut (2007): Glossar. Online in Internet: „URL:http://www.rki.de/cln_048/nn_204574/DE/Content/GBE/ Gesundheitsberichterstattung/Glossar/gbe__glossar__catalog,lv2=204676,lv 3=222100.html#LkE3Erklaerung [Stand 27.7.2007]".

Stark, K.; Guggenmoos-Holzmann, I. (1998): Wissenschaftliche Ergebnisse deuten und nutzen. In: Schwartz, F.W. et al. (Hrsg.): Das Public Health Buch. Gesundheit und Gesundheitswesen. München et al.: Urban& Schwarzenberg: 284 - 309.

Statistisches Bundesamt (2005): Bericht: Pflegestatistik 2003 – Pflege im Rahmen der Pflegeversicherung – Deutschlandergebnisse. Online in Internet: „URL:http://www.destatis.de/jetspeed/portal/cms/Sites/destatis/Internet/ DE/Content/Publikationen/Fachveroeffentlichungen/ Sozialleistungen/ Sozialpflege1Bericht2003,property=file.pdf [Stand 27.7.2007]".

Wahrig (1999): Fremdwörterlexikon. 7., vollst. neu bearb. Aufl. Mai 2004, München: dtv.

Weyerer, S.; Schäufele, M. (2006): Evaluation der besonderen stationären Dementenbetreuung in Hamburg. In: Bundesministerium für Familie, Senioren, Frauen und Jugend (Hrsg.): Aktuelle Forschung und Projekte zum Thema Demenz. Berlin: Eigenverlag: 15 -18.

Wurm, S.; Tesch-Römer, C. (2007): Stand der Alternsforschung: Implikationen für Prävention und Gesundheitsförderung. In: Altersfragen 34/1: 2 - 6.

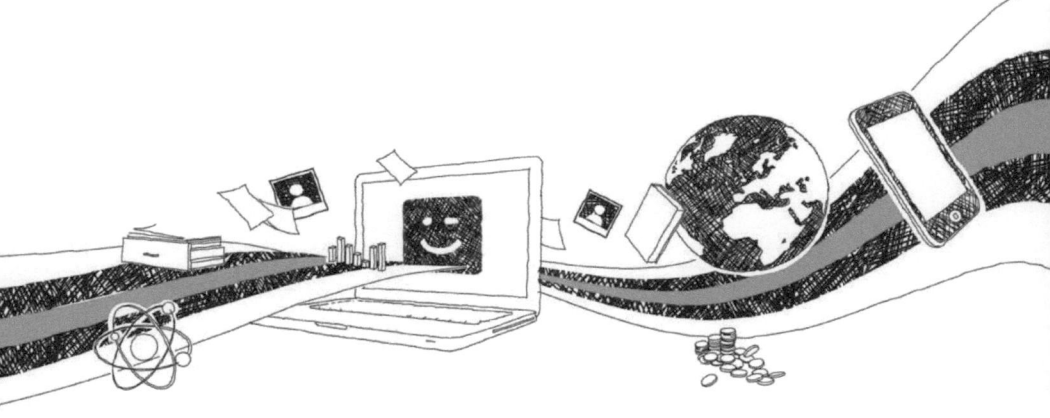
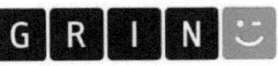